MANUEL
DU DENTISTE.

PROPRIÉTÉ DE L'AUTEUR.

Cinq Exemplaires ont été déposés conformément à la loi.

MANUEL
DU DENTISTE,

POUR L'APPLICATION

DES DENTS ARTIFICIELLES INCORRUPTIBLES;

SUIVI

De la Description de divers Instrumens perfectionnés;

ORNÉ DE QUATRE PLANCHES LITHOGRAPHIÉES.

Par J. C. F. MAURY,

Chirurgien-Dentiste, reçu à la Faculté de Médecine de Paris, ancien Chirurgien des Hôpitaux Militaires, Dentiste du Bureau de Charité du 2e. arrondissement, et de plusieurs Pensions, etc.

A PARIS,

Chez
- ...OUR, Libraire, grande cour du Palais-Royal;
- GABON, Libraire, place de l'École de Médecine;
- L'AUTEUR, rue de Richelieu, n°. 67, où l'on trouve les Ouvrages de Ricci, Dentiste.

1820.

IMPRIMERIE DE P. GUEFFIER.

TABLE

DES MATIÈRES.

A MM. les Dentistes. . . . . Page 7
Introduction. 9

PREMIÈRE PARTIE.

Dents artificielles incorruptibles perfectionnées. 19
Manière de les tailler. 20
Manière de les souder. 21
Remarques relatives à leur travail. 25
Nouvelles Dents molaires, servant à opérer une bonne mastication, et à changer soi-même, avec facilité, les points d'appui des ressorts des rateliers artificiels. 26
Manière d'imiter les gencives en émail. 27
Disposition des pièces. 28
Emaux. . . . . *ib.*
Préparation de l'émail blanc. 29
Peinture rose pour l'émail blanc. . . . . *ib.*
Email rose. 30
Manière d'appliquer l'émail sur une pièce. . . 31
Des Plaques pour passer les ouvrages au feu. . . *ib.*
Du Fourneau. 32
Des Mouffles. 33

Manière de faire les Mouffles. 34
Préparation du feu. . . . . *ib.*
Manière de passer les ouvrages au feu. 35

SECONDE PARTIE.

Extraction des Dents au moyen de la clé de Garangeot perfectionnée. . . . . Page 37
Manche mobile. 42
Tige à courbe très-prononcée. . . . . *ib.*
Point d'appui. 43
Crochets à angles droits. 44
Manière de se servir de la clé. . . . . *ib.*
Description de la clé perfectionnée. 45
Dimension de la tige. . . . . *ib.*
Dimension des crochets. 46
Dimension du manche. 47
Sonde de Ricci. 48
Stylet pour détruire, à la première application, le nerf dentaire, dans une racine qui doit porter une dent à pivot. 49
Nouveau porte-foret. 50
Limes cintrées pour enlever les caries latérales des dents incisives et canines. 51
Du limer des dents. 52
Nouvelles ligatures. 55
Pharmacie Philodontique. 56

Fin de la Table.

A MM. LES DENTISTES.

MESSIEURS,

J'exerçais depuis huit ans l'Art du Dentiste, lorsqu'en 1816 je remplaçai, comme *Adjoint*, M. Dervaux (1), mon ami, chez feu M. Ricci (2), Dentiste de S. A. R. Mgr. le duc de Berri : ce praticien m'a aidé de ses conseils et de ses moyens dans la confection des *dents incorruptibles*, à laquelle je n'ai cessé de me livrer d'une manière spéciale depuis cette époque.

Mon intention était d'abord d'employer seulement ces dents pour mes ouvrages, et ce n'est que pour satisfaire aux demandes de plusieurs collègues distingués, tant français qu'étrangers, qui ont vu ou reçu de ces dents, que je me suis décidé à vous adresser ce Manuel, au

---

(1) Successeur de M. Laforgue, auteur de la *Théorie et Pratique de l'Art du Dentiste*, 2 vol. 1810.

(2) Cet ingénieux Dentiste m'a légué une grande partie de ses livres, instrumens, outils, recettes manuscrites, et autres articles relatifs à notre art. Je dois cette déclaration authentique à la mémoire d'un homme qui m'a toujours honoré de sa bienveillance.

moyen duquel nous serons tous au niveau des connaissances actuelles sur la prothèse dentaire. Nous épargnerons ainsi de longs essais, et les frais qu'ils entraînent. L'adoption générale des nouvelles dents incorruptibles empêchera une multitude d'artisans de s'occuper d'un art qu'ils ne connaissent pas.

Beaucoup de personnes qui tiennent à conserver la propreté de leur bouche, font renouveler tous les ans leur pièce artificielle, afin d'en prévenir la décomposition et la putréfaction, inséparables de tous les corps osseux inanimés et pénétrés d'un fluide muqueux. Je n'ignore pas que plusieurs de nos collègues, pour leur intérêt particulier, par insouciance pour les progrès de l'art, ou par d'autres motifs, sont encore les détracteurs des dents incorruptibles, ou même deviennent mes ennemis personnels. Je déclare que, tout en ayant à cœur de ne déplaire à personne, je dirai aussi la vérité toute entière.

J'ai joint dans cet Opuscule la description de quelques instrumens que j'ai perfectionnés. Beaucoup d'observations sans doute me seront échappées, et je serai reconnaissant envers ceux de mes collègues qui voudront bien m'en communiquer de nouvelles.

Le but que je me propose est d'être de quelque utilité, et si en y parvenant je puis vous être agréable, je serai bien dédommagé de mes travaux, par la satisfaction d'avoir le premier exposé les moyens de faire jouir le public du perfectionnement de cette importante découverte, et cela m'encouragera à publier incessamment les procédés pour fabriquer les *dents incorruptibles*, si je ne suis devancé par quelques collègues.

MANUEL DU DENTISTE.

INTRODUCTION.

L'Art du Dentiste, d'abord cultivé par Urbain Hémard, en 1581, avait fait des progrès très-lents, lorsqu'en 1727 le célèbre Fauchard publia de nouveaux procédés pour établir les dents artificielles. L'os, l'ivoire, la dent de cheval de mer et les dents humaines ont été successivement employés à cet effet; mais ces diverses substances organiques, exposées à l'action permanente de la salive et d'autres fluides, commencent par jaunir, noircissent bientôt, et dans cet état deviennent choquantes à la vue et nuisibles à ceux qui en font usage. Aussi, quand on en connaît les désagrémens, aime-t-on mieux s'en priver que de renoncer à la propreté de la bouche, ou de porter des dents humaines qui ont appartenu à des individus dont on ignore le *genre de mort*.

Ces inconvéniens donnèrent en France, en 1774, l'idée de composer des dents incorruptibles, et ce fut M. Duchâteau, apothicaire à Saint-Germain-en-Laye, qui, le premier (1), imagina de construire un ratelier en porcelaine, semblable au ratelier en ivoire qu'il portait, et dont il éprouvait les désagrémens provenant de la corruption des corps osseux désorganisés qui sont dans un état d'humidité continuelle.

Pour l'exécution de son dessein, il s'adressa à la manufacture de porcelaine de M. Guerrard, actuellement tenue par M. Dyll, rue du Temple, à Paris; il fit sculpter, en pâte à porcelaine, un ratelier qu'on émailla et que l'on fit cuire; mais le *retrait* que la matière éprouva par la cuisson disproportionna les dimensions qu'on lui avait données: on crut remédier à cet inconvénient en construisant de plus grands rateliers; mais on ne put jamais les empêcher de *gauchir* ou de se *voiler*. Après une multitude

―――――――――――――――――――

(1) Néanmoins Fauchard avait eu recours aux émailleurs sur métaux pour réparer la perte des dents.

d'essais, M. Duchâteau finit par choisir celui qui approchait le plus du modèle en ivoire ; comme il était d'un blanc choquant à la vue, on lui donna une teinte un peu jaune, semblable à celle de nos dents, et on fixa cette couleur par le feu de moufle, comme toutes les autres peintures sur porcelaine.

Malgré tous ces soins, ce ratelier ne fut pas préférable aux précédens ; alors M. Duchâteau changeant de système, essaya la pâte à porcelaine *tendre* (1), qui se vitrifie à un feu de 12 ou 15 degrés du pyromètre de Weegdwood ;

---

(1) La porcelaine *tendre* est la première que l'on ait faite en France. M. le comte de Lauraguais en établit la fabrique à Saint-Cloud, en 1740. Quelques années après, les fermiers-généraux en firent construire une à Vincennes, que Louis XV visita et honora de sa protection ; bientôt après elle fut transportée à Sèvres où elle existe aujourd'hui. Sa Majesté en fit l'acquisition, et depuis plus de soixante ans elle a toujours été sous la protection spéciale du gouvernement. Cette porcelaine tendre nuisait à la santé des ouvriers, qui ne prenaient pas les précautions nécessaires pour se garantir de la poussière qui s'en dégageait, parce qu'on la travaille sèche. Comme elle n'est qu'un *verre opaque*, on l'a perfectionnée en fabriquant la porcelaine *dure*, qui est la *mère* porcelaine, et la plus belle que l'on trouve dans le monde.

tandis que la porcelaine actuelle demande un feu de 72 à 75 degrés du même pyromètre. Pour réussir complètement dans ces essais de pâte, comme pour le mode d'application du ratelier, il se concerta avec des artistes et avec M. Déchemant, alors dentiste à Paris. Ces artistes lui indiquèrent les meilleurs moyens de faire la pièce, et M. Déchemant ceux de l'appliquer. A cet effet ils ajoutèrent à cette pâte tendre de la terre de pipe et autres terres colorantes qui la rendirent encore plus fusible, et propre à être cuite à un simple feu de moufle. Après plusieurs tâtonnemens ils finirent par obtenir une pièce d'un blanc gris tirant sur le jaune, et ayant très-peu de retrait; ce fut celle qui s'adapta le mieux au bord alvéolaire, et dont on fit usage.

M. Duchâteau, satisfait de son travail, essaya d'exécuter de semblables rateliers pour des personnes de distinction; mais faute de connaître le mécanisme de l'art du Dentiste, il ne réussit pas dans son entreprise.

En 1776 il communiqua ce nouveau procédé à l'Académie royale de Chirurgie de Paris, qui remercia l'auteur, et lui accorda l'honneur de la séance.

M. Dechémant ayant amélioré cette composition, en faisant usage du sable de Fontainebleau, de la soude d'Alicante, de la marne, de l'oxide de fer rouge et du cobalt, fit de semblables rateliers, en posa plusieurs, et, environ douze ans après, il obtint de Louis XVI un brevet d'invention (1). M. Duchâteau et autres lui contestèrent le titre d'inventeur, et lui intentèrent un procès qu'ils perdirent.

Quelque temps après, M. Déchemant porta cette nouvelle industrie à Londres, où il obtint, le 11 mai 1791, une patente (2) pour quatorze ans. Depuis lors il y fabrique toujours le même genre de dents. Celles que nous avons vues dans cette ville en 1814, lors de notre voyage en Angleterre, et celles dont il nous a fait présent à Paris, en 1819, sont aussi d'après le même procédé. M. Dechémant ayant le premier confectionné ces dents, a mérité la reconnaissance de ses collègues et du public.

---

(1) On lit la description de son brevet dans les *Annales des Arts et Manufactures*, tom. XLV, pag. 141.

(2) Voyez *The Repertory of Arts and Manufactures*, etc., vol. VI, pag. 370.

En 1789, M. Dubois-Foucou, ancien Chirurgien-Dentiste de la Cour, actuellement seul Dentiste du Roi, fabriqua des dents à-peu-près semblables.

En 1808, M. Fonzi, Chirurgien-Dentiste à Paris, a présenté à l'Athénée des Arts de nouvelles dents, qu'il appela *terro-métalliques*, et qui sont vraiment incorruptibles; il trouva le premier le moyen d'imiter la *demi-transparence* qu'offrent les dents animées. Nous lui devons aussi l'ingénieuse application du platine à ces mêmes dents, ce qui donne beaucoup de facilité pour les monter ; aussi l'Athénée lui décerna-t-il une médaille et une couronne. (1)

Quelques mois après, M. Dubois-Foucou publia ses procédés pour la fabrication de ses dents. Quoiqu'elles soient différentes de celles de M. Fonzi, dans la composition et dans le travail, il n'en a pas moins des droits incontestables à notre reconnaissance, pour avoir le premier fait jouir ses collègues du fruit de

---

(1) Voyez le Rapport fait à l'Athénée des Arts, par M. Fabré, le 14 mars 1808, et la Réponse de M. Fonzi à un Dentiste. *Archives des Découvertes et Inventions*, Dents artificielles de M. Fonzi, tom. I, pag. 168.

ses nombreux travaux et de ses essais dispendieux (1).

La base des pâtes que faisait alors M. Dubois-Foucou est du kaolin, qu'il colorait avec le sable de Belleville, la terre d'ombre et de Renard, la terre rouge de Dourdan, le manganèse, le cobalt, et le pétunzé pour l'émail.

Les dents confectionnées avec plusieurs de ces substances, et plus particulièrement celles de M. De..., sont d'une pâte tellement tendre, que les sucs muqueux et salivaires de la bouche agissent sur elles avec énergie, les rendent poreuses. Et si alors il faut les réparer, elles ne peuvent plus supporter l'action du feu, qui les fait changer de couleur, gercer, se casser, et quelquefois tomber en poussière. Cependant, comme nous nous sommes fort peu occupé de ce genre de dents, elles pourraient peut-être avoir des qualités que nous ne leur connaissons pas. Leur masse, recouverte d'un lavis colorant, a un aspect terreux et opaque ; elles n'ont pas, comme celles qui sont composées de deux sub-

---

(1) Voyez sa brochure intitulée : *Exposé des Nouveaux Procédés pour la Confection des Dents dites de Composition*, Paris, 1808 ; et sa lettre à MM. les Dentistes.

stances bien distinctes, et dont nous parlerons plus bas, cette demi-transparence qu'offrent nos dents lorsqu'elles sont pénétrées par un liquide.

Plusieurs Dentistes de la capitale, des départemens et de l'étranger, ainsi que différens ouvriers, ont essayé de faire de ces dents; presque tous ont échoué, soit parce qu'elles nécessitent trop de frais; soit parce que les occupations habituelles des personnes qui auraient le talent d'arriver à la perfection, ne leur permettraient pas de continuer les longues expériences qu'elles exigent. Nous ferons l'éloge de celles fabriquées par MM. Pernet, Fonzi et Desforges, à Paris (1); Schëffer, à Strasbourg; beaucoup d'autres collègues les emploient également, et se les procurent chez ces messieurs ou chez nous.

M. le docteur Delabarre, ancien Herniaire (actuellement Chirurgien-Dentiste du Roi, en *survivance* de M. Dubois), fait aussi, depuis 1815, des dents incorruptibles, et depuis trois ans il répand la connaissance de ses procédés.

---

(1) MM. Derveaux, Regnart et Audibran posent également de fort belles dents incorruptibles.

Les dents qu'il a montrées le 24 juillet 1819, dans une séance publique à laquelle j'assistais avec quelques chirurgiens, quoique très-inférieures à celles employées par M. Pernet et autres, avaient certainement été fabriquées d'après une recette supérieure à celle qu'il a donnée, et que voici :

Prenez : Pâte à porcelaine, un gros.
Oxide de fer, deux grains.

Broyez ensemble ces deux substances, formez-en des dents dont vous recouvrirez la surface supérieure simplement avec de l'émail à porcelaine.

Ces dents doivent être cuites dans un four à porcelaine : les divers oxides de fer servent à varier les nuances. (1)

---

(1) Ce médecin a publié aussi de prétendues découvertes anatomiques, ainsi que des innovations dans notre art. On les trouve dans des ouvrages français ou étrangers imprimés nombre d'années avant ses écrits. Il se nuit à lui-même beaucoup en cherchant à décrier le mérite de ses collègues les plus distingués de la capitale, et en critiquant amèrement en public nos chirurgiens du premier ordre, sur des opérations pratiquées à la bouche ou à la face.

Perfectionnement.

Les dents que nous établissons étant aussi applaties que les naturelles, réunissent à cet avantage celui d'avoir des teintes générales, de sorte que cinq à six nuances suffisent pour les assortir parfaitement à toutes les couleurs.

PREMIÈRE PARTIE.

DENTS ARTIFICIELLES INCORRUPTIBLES PERFECTIONNÉES.

Les dents incorruptibles perfectionnées sont composées d'argile, de quartz, de gypse, et de divers oxides métalliques, pris parmi ceux qui résistent le plus au feu. La combinaison de toutes ces matières dans la formation de la dent, offre, après la cuisson au feu de four à porcelaine, deux parties qui ont un aspect différent : l'une postérieure et opaque, qui forme la base principale, prend un retrait ; l'autre, antérieure, est vitrifiée, et a cette demi-transparence qui lui fait imiter l'émail de nos dents.

Deux crampons de platine, seul métal qui résiste à l'action du feu le plus fort, sont implantés dans les dents avant de les faire cuire ; ils servent à les ajuster de la manière que l'on veut, au moyen du métal que l'on y soude après

Ces dents sont à demi-talon, soit pour éviter le choc de celles de la mâchoire opposée, soit pour les monter plus facilement, ou pour les empêcher de se charger de tartre par leur contact avec les gencives. Néanmoins, si on veut un talon entier, on le fait en métal, et on le soude avec la dent; quoique moins épais, il sera plus solide que ne pourrait être celui de pâte.

Manière de les tailler.

Ces dents (*voy. pl.* I, *fig.* 1) se taillent (*voy. pl.* I, *fig.* 3) au moyen d'une meule de grès (dans le genre de celle des rémouleurs), assez dure, de douze à vingt pouces de diamètre, tournant verticalement, bien dressée sur la surface ainsi que sur les côtés : elle est mise dans une auge garnie en plomb. Il faut avoir un couvercle plat, très-rapproché de la meule, pour empêcher les dents d'y tomber, si elles échappent des doigts, ce qui arrive assez souvent lorsqu'on n'a pas l'habitude de les tenir. Si elles n'offraient pas assez de prise à un commençant, on pourrait les fixer à un morceau de mastic.

Indépendamment de cette meule, pour tailler parfaitement les dents, il est bon d'avoir un tour à-peu-près dans le genre de ceux des graveurs sur verre, auquel on adapte des meules de grès de Lorraine, assez dures, de deux à six pouces de diamètre, sur quatre à dix lignes d'épaisseur. Lorsqu'on se sert de ces meules, elles doivent toujours être humectées d'eau. Nous employons aussi des meules de porcelaine, de fer, de cuivre et de plomb, d'une à trois lignes d'épaisseur au bord, sur un à quatre pouces de diamètre. Remarquez que les meules de porcelaine, de fer, de cuivre et de plomb, ne taillent les dents qu'au moyen d'une poudre de grès ou d'émeri, et qu'autant qu'elles sont continuellement humectées d'eau.

Les dents se taillent dans tous les sens, à l'exception de la surface émaillée. Si elles sont trop luisantes, on les mate plus ou moins, au moyen de la pierre-ponce mouillée ; si elles sont trop bombées, on les applatit sur la meule, puis on les polit sur le tour, au moyen d'une meule de bois, mouillée et imbibée de poudre de pierre-ponce fine ; on finit de les polir avec une seconde poudre de pierre-ponce sèche et plus fine que la précédente.

Manière de les souder.

Des crampons (*voy. pl.* I, *fig.* 2, 4, 6) de grandeur suffisante, implantés dans ces dents, servent à les souder avec une tige métallique (*voy. pl.* I, *fig.* 6) de la façon la plus convenable et entièrement comme les objets de bijouterie. Nous n'employons en général que le platine (or blanc), préférable sous tous les rapports aux autres métaux, en ce qu'il n'est pas aussi mou que l'or fin, et qu'il est moins cassant que l'or ordinaire.

Il faut chauffer graduellement ces dents, car si on les darde d'abord, elles peuvent se fêler. Lorsqu'on les soude, leur émail devenant *rouge* et s'attendrissant, doit toucher le moins possible à des corps durs qui pourraient le tacher ou du moins lui faire perdre une partie de son luisant. De plus, ne donnez que la chaleur convenable pour fondre la soudure, parce qu'une chaleur plus forte l'étale trop, ce qui rend la pièce moins solide. Il est essentiel de remarquer que les objets à souder n'étant pas bien propres, la soudure est sujette à ne pas tenir. Enfin, si après avoir soudé les dents, elles sont *enfumées* ou sales, on leur rend leur couleur primitive en les exposant à un feu pur, ou en les lavant avec de l'eau forte.

Pour souder une dent à pivot, par exemple, on commencera à la tailler (*voy. pl.* I, *fig.* 3, et 4) (1). On ajoute ensuite dans la rainure un

---

(1) Pour qu'une ou plusieurs dents s'ajustent bien, il faut les choisir assez grandes (voy. *pl.* I, *fig.* 1) pour

bout de platine de la même longueur; on gratte avec soin les deux objets à souder, on les mouille bien de borax, puis on les ajuste et on y met de la soudure d'or *au tiers*, toujours plus que moins. Cela fait, on porte la dent sur un charbon de bois blanc ou sur de la braise de boulanger. Nous n'avons pas besoin de répéter ici qu'il faut prendre pour la soudure toutes les précautions indiquées ci-dessus. On lime le platine au niveau de la dent, et on y soude de la même manière un pivot de la longueur convenable à la racine. On maintient le pivot dans une position exacte, au moyen d'un crampon à crochet ou d'un fil de fer recuit et très-fin, qui, faisant deux ou trois tours sur la dent ou sur le pivot, fait porter celui-ci d'aplomb sur l'autre métal. Pour règle générale, posez sur l'émail un petit morceau de papier plié en deux et mouillé, afin qu'aucun corps dur ne puisse le tacher ou le ternir.

On soude simplement le pivot dans la rainure lorsque la dent est assez épaisse, et qu'il porte directement dans la cavité de la racine.

Si l'on veut monter une ou plusieurs dents

---

qu'on puisse en tailler au moins un cinquième (voy. *pl.* I, *fig.* 3, 4), à l'entour; la dent, après cette opération, est aussi applatie que les dents naturelles; il faut encore abattre les angles vifs de ces dents avant de les poser.

sur un bandeau (*voy. pl.* I, *fig.* 7, 8, 10), il faut d'abord le bien ajuster sur le moule ou sur la bouche ; puis on taille les dents ; on soude ensuite un morceau de platine dans leur rainure, pour les souder après avec le bandeau par les moyens enseignés plus haut. On peut encore, au lieu de garnir la rainure de platine, y souder, par sa pointe, un morceau de platine formant un U, que l'on recourbe sur le bandeau par ses deux branches. On fixe ainsi la dent avec plus de facilité et de précision. Ce moyen nous est communiqué par un estimable collègue, M. Rolland, dentiste à Tours.

En chauffant une pièce, lorsque l'on craint de la dessouder en quelqu'endroit, on couvre la soudure de blanc d'Espagne.

Si l'on veut monter des dents sur une plaque (*voy. pl.* I, *fig.* 9, 12), après qu'on lui a donné la forme convenable, on y ajuste les dents une à une, en les maintenant avec de la cire à modeler; on marque ensuite sur la plaque l'endroit où porte juste la rainure de la dent ; on perce cette plaque, et on y soude un demi-pivot, qui s'engage exactement dans la coulisse de la dent. Lorsque les dents sont ajustées d'une manière convenable, on les soude ensemble ou séparément : on suit le même procédé pour faire un ratelier complet. (*voy.*

pl. I, *fig.* 14.) Lorsqu'on s'est assuré que la pièce s'ajuste bien à la bouche, on soude encore une plaque avec les dents de trois en trois ; l'intérieur de la pièce est alors plus propre et les dents en sont plus solides.

Il faut ensuite faire dérocher la pièce, bien poncer le métal et le polir.

Remarques.

Pour souder des plaques ou des bandeaux de platine, il faut employer l'or à dix-huit karats. Pour souder les dents avec ces mêmes plaques ou avec d'autres, on se sert de la soudure d'or au tiers.

On doit avoir l'attention de ne pas presser ces dents avec des étaux ni des pinces, à moins qu'on ne les garantisse au moyen d'un corps mou, tel que le liége ou autres.

Pour bien assortir ces dents, il faut toujours les choisir un peu plus foncées que le modèle, parce qu'étant exposées au feu plusieurs fois, elles se décolorent un peu.

Elles s'assortissent aussi avec les dents artificielles osseuses qui ont déjà été portées ; on fait tremper celles-ci dans l'eau dix à douze heures, afin qu'elles prennent la couleur de ces corps pénétrés d'un fluide.

On laisse au moins une demi-ligne de base autour des crampons, pour ne rien enlever de leur solidité.

Plus une pièce est garnie de dents, plus il faut la chauffer lentement et la laisser refroidir de même.

Pour ne pas ôter le beau luisant des dents, on ne passera rien dessus lorsqu'elles sont encore chaudes.

Ces pièces gênent moins que celles qui sont faites en substances osseuses.

Lorsqu'il n'y a pas de racines dans l'endroit que l'on veut réparer, on fixe les pièces aux dents voisines et même aux dents éloignées, par le moyen de bandeaux en or à 18 karats, qui s'emboîtent à la partie postérieure de celles-ci, et vont s'accrocher à l'une d'elles de chaque côté. (*voy. pl.* I, *fig.* 10.) Cette qualité d'or est la meilleure pour faire ressort : plus fin, il serait trop mou, comme le platine ; et à un titre inférieur, il serait trop cassant.

Les dents que j'emploie pour *grosses molaires* (*voy. pl.* I, *fig.* 11, 13.), afin de servir de points d'appui aux ressorts pour les rateliers artificiels, sont faites par d'autres procédés que les précédentes; cependant elles ont à-peu-près la même forme que les molaires naturelles, avec cette différence qu'elles ont à la surface triturante un enfoncement figuré en cône, au milieu duquel se trouve un bout de platine qui est de niveau avec la couronne de la dent. Cet enfoncement et ce platine rendent la trituration plus parfaite que ne peuvent le faire celles des rateliers construits d'après les procédés ordinaires.

Les crampons qui servent à monter ces dents, sont placés aux deux parties latérales; quatre, six ou neuf trous évasés traversent chaque dent de sa face antérieure à la postérieure. Ils servent à ce que la personne qui porte les rateliers puisse changer promptement et avec facilité les points d'appui de leur ressort, les poser plus ou moins avant, plus haut ou plus bas, à l'aide du boulon qui est fixé en dedans par un petit écrou, lequel s'emboîte dans l'épaisseur de la dent, et que l'on peut démonter à l'aide d'une espèce de tourne-vis, portant deux petites pointes qui entrent dans deux entailles faites à l'écrou.

MANIÈRE D'IMITER LES GENCIVES EN ÉMAIL.

Lorsqu'il y a perte de substance au bord alvéolaire, on figure des gencives sur la pièce artificielle terminée, et qui va bien à la bouche de la personne, pour n'avoir pas à y retoucher lorsque l'émail y sera posé. (Voy. *Pl.* I, *fig.* 9, 12 et 14.)

Disposition des Pièces.

Comme la grande propreté est le premier talent de l'émailleur, avant de poser de l'émail sur une pièce il faut bien la dégraisser, en la mettant dans une lessive de cendres gravelées, qu'on fait bouillir environ un quart-d'heure : on lave ensuite la pièce à l'eau claire, on la brosse bien, et on la sèche.

Emaux.

Il est deux procédés différens pour faire l'émail : l'un est le même que celui qu'on emploie pour les cadrans de montre ; l'autre est encore ce même émail auquel on ajoute du carmin. Ces deux différentes compositions cuisent à un même feu de moufle. Chacun de ces deux émaux a ses avantages particuliers. Le premier, blanc, permet de le peindre plus foncé ou plus clair, à telle place que l'on veut ; le second prend au premier feu une seule couleur de gencive, et a la même teinte dans toute son étendue.

Celui que nous employons est l'émail tendre ; il est composé d'étain, de plomb, de fer, d'acier, de cuivre, d'or, d'argent, d'antimoine, de soufre, de salicot, de cendres gravelées, de litharge et de manganèse. Comme on fait peu de ces émaux en France, et que les meilleurs nous viennent de Venise ou de Genève, nous conseillons de les acheter tout faits, chez quelques marchands quincailliers de la capitale.

Préparation de l'Email blanc.

Pilez l'émail dans un mortier d'agathe, de porcelaine, ou sur une palette de verre, et réduisez-le en poudre fine ; passez-le ensuite à plusieurs eaux secondes (acide nitrique affaibli d'eau), jusqu'à ce que la dernière soit très-claire, et que l'émail soit parfaitement blanc : ensuite, ayez de l'eau filtrée ou passée par une éponge, pour laver l'émail jusqu'à ce qu'il ne conserve plus de goût acide ; mettez-le ensuite dans un godet, pour vous en servir au besoin.

Peinture Rose pour l'Email blanc.

Lorsque l'émail ci-dessus est posé et glacé sur la pièce, on se sert de la couleur qui suit :

Prenez : fondant ou cristal de Venise, 1 gros.
       précipité de Cassius (oxide
          d'or). . . . . 2 grains.

Broyez séparément et à l'eau le précipité de

Cassius et le fondant jusqu'à extinction, ensuite ajoutez peu-à-peu le fondant au précipité de Cassius, en les broyant encore ensemble : faites sécher ensuite cette couleur.

Puis délayez avec de la thérébentine la quantité que vous voudrez employer, et peignez sur l'émail blanc une couleur de gencives, suivant les mêmes procédés qu'emploient les peintres à l'huile sur porcelaine ou sur émail.

Email rose.

Prenez : émail tendre. . . . . . 2 gros.
précipité de Cassius. . . . 2 grains.

Broyez à l'eau le précipité de Cassius, comme ci-dessus, ensuite ajoutez-y peu-à-peu l'émail qu'on broiera également très-fin, pour qu'il puisse s'emparer de la partie colorante. Faites-le sécher; mettez ensuite votre émail dans un creuset, afin de le faire fondre au feu de moufle. Comme l'émail, en se fondant, s'attache au creuset, on use celui-ci sur la meule de grès jusqu'à ce qu'il n'en existe plus rien. On pile ensuite cet émail rose comme le précédent, et on le lave de même.

Manière d'appliquer l'Email sur une pièce.

C'est au moyen d'une tige en fer ou en ivoire, de quatre à cinq pouces de long, terminée en pointe à l'une de ses extrémités, et applatie à l'autre, à laquelle on donne environ trois lignes de largeur. Avec cet instrument on prend l'émail par petites parties dans le godet, et on le pose sur la pièce, ayant soin de le bien étendre sur toute la partie que l'on veut émailler. On en tire ensuite l'humidité, en présentant du linge fin usé, et qui *ne soit pas lessivé au savon*. Il faut poser l'émail et le faire glacer par petites couches, autrement il ne *grippe* pas aussi bien sur la pièce, et est par conséquent plus sujet à s'éclater.

L'émail glacé n'ayant aucune flexibilité, se gerce ou s'éclate lorsqu'on veut donner à la pièce une autre forme ; en pareille circonstance il faudrait le limer, le passer au grès fin, le bien brosser en le lavant, l'essuyer et le repasser au feu ; alors il reprendra sa solidité première.

Plaques pour passer les ouvrages au feu.

On se sert de trois sortes de plaques pour poser l'ouvrage : les unes sont larges à-peu-près de trois pouces, carrées ou rondes, et d'environ deux lignes d'épaisseur, faites de la même terre que celle des moufles; celles-ci ne sont pas sujettes à se déjeter ou à se voiler par l'action du feu. Les autres sont des morceaux de tôle de la même grandeur que les précédentes, que l'on a fait rougir au feu, et qu'on a frappés ensuite à coups de maillets sur du bois, afin d'en détacher les pailles de fer que le feu pourrait faire sauter sur l'ouvrage. Pour éviter cet inconvénient, on passe toujours sur ces plaques, sur-tout pour la première fois, du blanc d'Espagne délayé dans l'eau, et on les fait sécher ensuite. Enfin, il est un troisième genre de plaque que l'on préfère aux deux autres : ce sont celles de platine.

Du Fourneau.

On construit ce fourneau à la hauteur d'environ quatre pieds et demi, afin de voir facilement dans l'intérieur. Il est fait avec des briques posées sur leur *champ*, et formant un foyer de dix à douze pouces carrés, savoir : un mur de derrière, et deux de côté ; le devant du four se ferme avec une seule brique, faite exprès, taillée d'environ quatre pouces au milieu de la partie qui porte sur le foyer, en formant le demi-cercle.

Cette brique est pour permettre de poser avec facilité la moufle et le charbon dans le four ; son ouverture en demi-cercle est pour entrer ou sortir les ouvrages à émailler et pour observer leur fusion. Il est bon de dire que le four doit être construit dans un endroit obscur, alors le jour n'empêche pas d'observer les effets du feu à l'instant où les émaux entrent en fusion. Le dessus du fourneau sera de forme pyramidale, et aura un tuyau de tôle qui conduira la vapeur du charbon dans une cheminée voisine. Il y aura également une plaque de tôle à coulisse au commencement du tuyau de la cheminée, pour donner plus ou moins d'air au foyer.

Des Moufles.

Les moufles ne sont autre chose, qu'une mince plaque de terre préparée, qu'on a mise, étant molle, sur un rouleau de trois à cinq pouces de diamètre, afin de lui donner sa demi-circonférence, et qu'on a fait cuire ensuite. Comme il est quelquefois difficile de se procurer de ces moufles, nous allons indiquer la manière de les faire.

Manière de faire les Moufles.

Prenez l'argile du potier de terre, ajoutez-y de la brique rouge, pilez bien fin, broyez à l'eau ces substances ensemble, et lorsque cette terre est d'une consistance un peu ferme, aplatissez-la sur une table de marbre, en donnant à la pièce environ trois lignes d'épaisseur; en cet état, coupez en plusieurs plaques de quatre à huit pouces de long sur trois à sept pouces de large; appliquez ensuite ces plaques sur différens rouleaux de trois à sept pouces de diamètre; couvrez-les d'une feuille de papier, et par-dessus d'un carton, ficelez le tout ensemble, et faites-les bien sécher à l'ombre : après cela on les ôte de dessus les rouleaux, on les approche peu-à-peu du feu pour les dégourdir; on les fait cuire ensuite dans un four de potier de terre.

Les moufles en platine sont préférables à toutes les autres.

Préparation du Feu.

Pour préparer son feu, on pose premièrement quatre tuileaux pour porter la moufle d'à-plomb; ensuite on met sur le foyer et à leur hauteur, une couche de charbon de bois dur (donnant plus de chaleur que l'autre), puis on pose la moufle sur ces tuileaux, qui l'empêchent de s'affaisser par la combustion du charbon : il faut mettre également des couches de charbon sur la moufle, allumer ensuite le feu, ouvrir la soupape, attendre qu'il soit bien ardent, et ne pas économiser le charbon. Une précaution à prendre, c'est de bien souffler pour qu'il ne reste pas de cendres; on ferme après la soupape, pour empêcher que la chaleur ne soit trop prompte et trop forte, ce qui fondrait et déformerait entièrement l'émail. On se sert de pincettes plus longues et plus flexibles que celles des cheminées, pour passer les ouvrages au feu.

Manière de passer les Ouvrages au feu.

Quand on a posé sur sa pièce une première couche d'émail, comme nous l'avons dit ci-dessus, on pose sa pièce sur une plaque; on la prend avec les pincettes pour l'approcher lentement du feu; la pièce étant chaude, on la porte un peu plus avant, ensuite on la tient à la plus forte chaleur, en tournant la plaque peu-à-peu, afin que l'émail glace également. Pour réussir, il ne faut pas avoir de crainte. Aussitôt qu'on s'aperçoit que l'émail est glacé, on retire la pièce du feu, et on la laisse refroidir devant le foyer, afin que l'air ne la saisisse pas, ce qui la fêlerait, surtout si la pièce était forte. Lorsque celle-ci est refroidie, on pose d'autres couches d'émail, autant de fois qu'on le veut, et toujours suivant les procédés indiqués ci-dessus.

SECONDE PARTIE.

DE L'EXTRACTION DES DENTS AU MOYEN DE LA CLÉ DE GARANGEOT, PERFECTIONNÉE.

Le talent de bien extraire une dent est regardé par certaines personnes comme de peu d'importance ; d'autres, au contraire, pensent que c'est ce qui doit faire la réputation du Dentiste, et que c'est la partie la plus difficile de son art. Entre ces deux opinions extrêmes il est un juste milieu, et nous pensons que cette opération, toute simple qu'elle paraît, a, comme les autres, des principes fixes et déterminés, qui doivent diriger la confection des instrumens ; principes d'après lesquels on peut leur faire subir des changemens plus ou moins avantageux.

Le *Davier*, qui paraît, au premier coup-d'œil, un instrument commode, n'est bon que pour extraire les dents chancelantes, celles dont les racines sont très-courtes, en un mot, celles qui n'offrent presque aucune résistance ; mais les dents qui sont fortement implantées dans l'alvéole par une ou plusieurs racines se fracturent plutôt que de se laisser extraire. Cela ne doit point étonner quand on réfléchit que le davier saisissant la dent par la partie antérieure et postérieure de son collet, la casse nécessairement dans l'endroit où il la saisit, parce qu'il agit en prenant un point d'appui sur lui-même, et que, d'un autre côté, la paroi alvéolaire oppose souvent une résistance bien supérieure à l'action de l'instrument.

Quoique le *Pélican* n'ait pas tous les inconvéniens qu'on lui reproche, il est cependant bien loin d'offrir les avantages que présente la clé : on peut dire qu'entre des mains habiles cet instrument peut rendre de très-grands services ; c'était l'instrument de prédilection de M. Ricci. MM. Miel, Catalan et autres célèbres Dentistes, s'en servent souvent aussi ; et, certes la brillante réputation dont ces praticiens jouissent, ne laisse aucun doute sur les succès qu'ils obtiennent avec cet instrument.

La *clé de Garangeot* est d'un usage beaucoup plus commode. Tout le monde peut, pour ainsi dire, s'en servir ; de là vient que l'on voit aujourd'hui bien plus de personnes qui font l'extraction des dents, qu'autrefois. Cette clé, dans l'origine, offrait plusieurs défauts, dont quelques-uns ont été corrigés depuis. Elle était d'abord d'un usage borné et incomplet, en ce qu'on ne pouvait extraire avec elle qu'un petit nombre de dents, et dans un seul sens. Si on voulait l'employer dans tous les cas, on s'exposait souvent à fracturer leur couronne ou leur racine, à emporter des esquilles plus ou moins considérables du bord alvéolaire, et à produire quelquefois des délabremens affreux.

Nous citerons à ce sujet une opération que nous avons faite à Calais, à M. Crépin, en 1815, nécessitée par les accidens survenus à la suite de l'extraction de dehors en dedans d'une grosse molaire de la mâchoire inférieure, au moyen d'une clé à tige droite. Le chirurgien ayant pris son point d'appui sur la dent antérieure à celle qu'il voulait extraire, cassa non-seulement celle-ci, mais encore fractura la mâchoire. Des fluxions, des abcès et des fistules qui se succédèrent sans fin, conduisirent le malade au dernier degré de marasme. Neuf mois après cet événement, M. Crépin (1) me fit appeler. Je trouvai qu'une fracture longitudinale de l'os maxillaire avait été produite en même-temps que l'extraction de la dent, et la direction de cette

---

(1) C'est le nom du malade.

fracture suivait celle de la ligne maxillaire interne. La portion d'os sur laquelle étaient implantées les autres dents, depuis l'angle de la mâchoire jusqu'à la dent canine, agissant comme corps étranger, et ne recevant plus de nutrition, ne cessa jamais de produire une irritation mécanique; quelques esquilles se présentaient de temps en temps aux orifices des fistules : cette exfoliation augmentait beaucoup l'irritation des parties molles, et produisait même de fréquentes insomnies. La mastication ne pouvant avoir lieu, la santé du malade était dans un état de dépérissement notable, lorsque je vis une lame d'os de la longueur d'environ un pouce trois lignes, sur huit lignes de largeur (Voy. *Pl.* IV, *fig.* 1), laquelle se terminait en pointe, et venait appuyer sur la partie externe de la dent angulaire. Je fis l'extraction de cette pièce avec prudence; mais une seconde portion plus profondément située, tenait par une lame mince à la première, et il était indispensable de rompre cette petite lame à la première opération. L'extraction de la seconde pièce, plus délicate et plus pénible, fut néanmoins faite avec succès. Cette seconde pièce était de la longueur d'un pouce neuf lignes, et de la largeur de huit lignes. (Voy. *Pl.* IV, *fig.* 2.) Ces deux portions du séquestre occupaient tout le côté droit de la mâchoire inférieure, dont les dents étaient tombées (Voy. *Pl.* IV, *fig.* 3, 4 et 5), faute de nutrition.

Depuis que cette opération a été pratiquée, la cause étant détruite, on a vu avec satisfaction disparaître tous les effets qu'elle causait. L'inflammation a cessé comme par enchantement, et l'irritation s'est dissipée ; les fistules se sont fermées et cicatrisées dans l'espace de quinze jours ; la mastication ayant lieu facilement, les digestions se sont rétablies : en un mot, une guérison solide et prompte s'est opérée. M. le chevalier Souville, médecin, et MM. Girou et Cazin, chirurgiens à Calais, m'ont donné des preuves de satisfaction sur cette opération.

Les avantages que ma *clé* présente sur les autres clés, consistent, 1°. dans la disposition d'un manche *mobile*; 2°. en ce que la tige a une courbure très-prononcée ; 3°. parce qu'elle laisse à l'opérateur la liberté de porter le *point d'appui* sur la dent antérieure ou postérieure à celle qu'il veut extraire ; 4°. d'avoir des crochets presque à angle droit, moins élevés que les crochets ordinaires, et disposés de manière à ne pas remonter vers la couronne de la dent qu'on veut extraire.

Manche mobile.

Par la disposition de ce manche mobile, l'opérateur agit avec d'autant plus de sûreté, que le levier qu'il emploie est plus puissant, et que la force de la clé se trouve par là augmentée.

Tige à courbe très-prononcée.

Lorsque la courbe de la clé se fait à angle presque droit, le panneton se trouve alors bien dégagé, et l'œil peut suivre tous les mouvemens que l'instrument fait dans la bouche pour l'extraction de la dent; on peut donc voir aisément si le crochet en quitte le collet. (1)

Cette courbe a encore un autre avantage, celui de permettre l'extraction de la dent de dehors en dedans; ce qu'on est obligé de faire

---

(1) Il faut qu'un crochet ne soit ni trop grand ni trop petit. Dans le premier cas, il permet au panneton de remonter sur le corps de l'osmaxillaire jusqu'au collet de la dent, où il s'arrête et fracture nécessairement cette dernière. Dans le second cas, le même accident arrive presque toujours; le panneton ne peut pas descendre assez bas sur la mâchoire pour y prendre son point d'appui, ou même on est exposé à emporter une portion du bord alvéolaire, parce que le panneton prend son action plus sur le corps de la racine que sur son extrémité.

dans diverses circonstances, spécialement lorsque la carie a entièrement dévoré la partie postérieure ou interne de la dent. Dans ces cas, le crochet ne trouverait pas une résistance suffisante. On le retourne sur le panneton, et on extrait la dent de dehors en dedans; il est essentiel alors que le crochet ne soit pas trop grand, afin que le panneton ne descende pas au-dessous de l'éminence formée par la ligne oblique du maxillaire inférieur, parce qu'on fracturerait cet os plutôt que d'extraire la dent; en employant une force extraordinaire, un accident bien plus grave arriverait à la mâchoire supérieure.

Point d'appui.

Le point d'appui, porté sur le devant d'une dent à extraire, est une chose très-essentielle pour les dents de sagesse, tant de la mâchoire supérieure que de l'inférieure, l'apophyse coronoïde et la crête qui se trouve à la partie antérieure de cet os, empêchant le panneton d'arriver jusqu'à la racine de la dent. On peut également prendre le point d'appui sur la dent postérieure à celle qu'on veut extraire, lorsque celle-ci est fortement cariée à la partie externe de son collet, ou que la portion de l'alvéole qui lui correspond est fistuleuse, ou lorsque la gencive est très-sensible ; tout cela dans l'intention d'éviter une douleur insupportable, et même de grands désordres.

Des Crochets à angles droits.

Les crochets à angles droits (*voy. pl.* II, *fig.* 4 et 5) embrassent et saisissent mieux la dent que les crochets demi-circulaires, qui sont sujets à remonter, occupent beaucoup d'espace, et obligent de faire ouvrir la bouche considérablement, ce qui gêne les personnes qui l'ont peu fendue ou dont les joues sont très-grasses.

Manière de se servir de la Clé.

La grandeur des crochets sera indiquée par les n°s. 1, 2 et 3 ; les faces du panneton seront marquées 1 et 2 ; ces dernières marques indiqueront que la face du panneton 1 appuie d'habitude sur la partie externe du côté droit de la mâchoire inférieure, et celle n°. 2 sur la gauche, *et vice versâ* pour la mâchoire supérieure ; par ce moyen, en voyant la dent à extraire, on sait sur-le-champ de quel côté du panneton doit être placé le crochet, et si on a besoin de celui 1, 2 ou 3. Les deux tiers du manche se placent, pour extraire les dents de la mâchoire supérieure, du côté où le crochet de la clé doit faire son articulation, *et vice versâ* pour l'inférieure.

Description de la Clé perfectionnée. (1)

Cette clé est composée, 1°. d'une tige courbe ayant à l'une de ses extrémités un panneton et deux demi-pannetons (*voy. pl.* II, *fig.* 1); 2°. de trois crochets de rechange ; 3°. enfin, d'un manche mobile qui permet à la tige de prendre deux positions différentes.

Dimension de la tige.

La tige a quatre pouces neuf lignes de long d'une extrémité à l'autre (*voy. pl.* II, *fig.* 1); le panneton sept lignes et demie de haut sur six lignes et demie de large, avec deux lignes et demie d'épaisseur au centre; ses deux angles inférieurs sont abattus et un peu arrondis à la partie supérieure (y compris la portion à laquelle elle est jointe), avec deux lignes et demie d'épaisseur. Le second demi-panneton est de quatre lignes de haut sur trois de long et

---

(1) Une description aussi détaillée est donnée particulièrement pour aider les couteliers dans le confectionnement de cette clé : elle est d'un prix assez modéré; M. Warnon, et autres couteliers de la rue de l'Ecole de Médecine, la livrent à 8 fr.

deux et demie d'épaisseur; les angles en sont abattus de tous côtés.

Le panneton et les deux demi-pannetons ont une rainure d'une ligne de large sur trois lignes de profondeur, et se trouvent longitudinalement conformes à leur partie supérieure, où ils reçoivent une vis, dont le taraud est seulement vissé dans le premier demi-panneton, sans le déborder; elle porte une rainure à sa tête pour être dévissée avec facilité.

La courbe, qui est presque à angle droit, est élevée de neuf lignes au-dessus de la partie inférieure du premier demi-panneton; ensuite la tige augmente de circonférence d'une ligne jusqu'à la partie qui se fixe dans le manche, dont le rebord est d'un diamètre de six à sept lignes. L'extrémité de la tige qui entre dans le manche se termine en bec de flûte; elle a sept lignes de long sur trois d'épaisseur, et quatre de largeur à la partie supérieure et inférieure qui est percée d'un trou d'une ligne de diamètre vers le milieu de la portion de cette tige.

Dimension des Crochets.

Les trois crochets doivent avoir la même forme et presque la même épaisseur (*voy. pl.* II, *fig.* 4 et 5) ; on leur donne successivement une ligne de plus d'ouverture à chacun ; le corps du crochet est presque droit, et a cinq, six ou sept lignes de long ; les deux courbes se prolongent de même graduellement de près d'une ligne : l'une d'elles est percée d'un trou pour former une charnière articulée au moyen de la vis qui traverse le panneton ; elle a une à deux lignes de hauteur, à prendre du centre du trou ; l'autre courbe du crochet est d'environ six lignes de long, et se rapproche vers la première d'environ une ligne; la largeur du crochet est d'une ligne à son articulation, et de deux vers l'autre extrémité, qui se termine par un angle vif.

Dimension du Manche.

Le manche (*voy. pl.* II , *fig.* 2) a trois pouces de long sur sept lignes carrées de large, ayant les angles abattus ; à dix lignes de distance d'une de ses extrémités, il est percé d'un trou carré, de quatre lignes sur trois, fait pour recevoir le bout de la tige ; il a un second trou d'une ligne de diamètre, qui pénètre directement jusqu'au premier, en traversant la moitié de l'épaisseur du manche. A partir de ce trou est une gouttière d'environ deux pouces de longueur sur une ligne de large, avec deux de profondeur d'une part et trois de l'autre, prolongeant le manche, et finissant par s'évaser de trois lignes en tous sens ; cette gouttière reçoit une bascule d'acier (*voy. Pl.* II, *fig.* 6), dont l'une des extrémités forme un crochet d'environ quatre lignes, et de l'autre une lentille bombée ; cette bascule a, vers le milieu de sa partie inférieure, une petite lame demi-ovale de quatre lignes de hauteur, percée vers le milieu, et que traverse une goupille qui retient la bascule dans le manche. Au-dessous de la lentille est un ressort particulier qui donne un mouvement précis à la bascule : ce ressort a deux branches de dix lignes de long, repliées l'une sur l'autre (*voy. Pl.* II, *fig.* 7) ; la supérieure a un quart de ligne d'épaisseur, et l'inférieure une demi-ligne. A l'une des extrémités de ce manche est un morceau d'acier servant de tourne-vis. (*voy. pl.* II, *fig.* 8.)

Nota. Cette clé doit être faite en bon acier d'Allemagne, et damassé pour éviter la rouille.

Sonde de Ricci.

Je dois à M. Ricci l'emploi de cette sonde ; il l'estimait beaucoup, parce qu'elle l'aidait à découvrir des caries où les sondes ordinaires ne pouvaient pénétrer. Cette sonde est simplement une tige de fer, dont les deux extrémités très-déliées se terminent en un demi-cercle à spirale, et dont l'une a sa courbe dirigée à droite et l'autre à gauche. A l'aide de ces courbes on peut pénétrer dans toutes les caries dont le siége se trouve particulièrement entre les molaires, et qui est quelquefois très-difficile à découvrir, surtout lorsque ces caries se trouvent aux dents de sagesse de la mâchoire supérieure. Avec cette sonde on est certain, si on se donne la peine de faire des recherches, de ne jamais extraire une dent saine pour une cariée.

STYLET *pour détruire, à la première application, le nerf dentaire dans une racine qui doit porter une dent à pivot.*

Je fais ce stylet en platine, parce qu'en acier ou en fer il est sujet à s'oxider, peut se tremper et casser dans la racine ; quoique cet accident ne me soit jamais arrivé, il est bon de le prévenir. Il est long de trois pouces, monté sur un manche de liége, et présente à huit lignes de son extrémité un renflement ovoïde, du volume d'un petit pois ; pour s'en servir, on chauffe jusqu'au blanc le stylet et le bouton, et dans cet état on le porte avec rapidité dans le canal dentaire, en lui donnant quelques mouvemens de rotation, et le retirant ensuite : on est assuré d'avoir cautérisé le nerf d'une manière complète ; du moins je suis rarement obligé de faire une seconde application, et je puis assurer n'avoir jamais eu qu'à me féliciter de ce procédé depuis cinq ans que je l'emploie.

Quant à la *perforation* des racines, M. Delabarre indique, page 67 de son *Odontologie*, publiée en 1815, un petit *porte-foret* avec lequel on perce un trou d'un diamètre égal dans toute sa longueur.

Sans vouloir porter atteinte au mérite de ce Dentiste, nous devons dire que ce moyen est consigné dans une brochure publiée par M. Miel en 1808 ; M. Ricci s'en servait aussi. De même que ces Dentistes je l'emploie avec succès dans ma pratique ; mais comme il ne peut être utile que pour les incisives et les canines, j'ai imaginé d'en faire un qui sert à perforer les racines même les plus reculées dans la bouche.

Ce Porte-Foret (*voy. Pl.* IV, *fig.* 1) consiste en trois poulies, dont deux placées entre deux lames de cuivre réunies à l'une de leurs extrémités, et l'autre ajustée à un manche. La première, entre ces deux lames, et à leur bout, est montée sur un axe creusé pour recevoir un foret ; la seconde, à deux pouces de distance de la première, est près du manche, montée sur un pignon assez haut pour porter une troisième poulie placée en-dessus de la première lame de cuivre ; on fait tourner cette dernière au moyen d'un archet de corde à boyaux ; le mouvement de rotation est communiqué à celle qui se trouve au-dessous, qui imprime le même mouvement à la première poulie, par le moyen d'un cordonnet de soie, et sur laquelle est monté le foret.

Cet instrument, peu compliqué, m'est souvent d'une grande utilité lorsque j'ai des pièces de sept à huit dents à poser.

LIMES CINTRÉES (1) *pour enlever les caries latérales des dents incisives et canines.*

Depuis un temps immémorial on a pour règle de limer les parties cariées, particulièrement des dents incisives et canines, pour s'opposer aux progrès plus ou moins rapides de cette affection. A cet effet, on se sert de limes taillées seulement sur trois faces, afin que la quatrième, non taillée, puisse, sans l'endommager, glisser, s'il le faut, sur la dent voisine de celle qu'on veut limer.

Un reproche qu'on peut faire aux limes

---

(1) Aucune fabrique de Limes, française ou étrangère, ne peut rivaliser avec celle de M. Raoul à Paris.

droites est d'enlever inévitablement la partie extérieure de la dent qui se trouve le plus souvent saine ; ce à quoi on ne peut pas remédier, même en limant la dent d'une manière très-oblique.

Fauchard et Bourdet se servaient souvent de burins ; MM. Pernet et Delabarre s'en servent également, voici ce que ce dernier dit dans son Odontologie : « Je me suis habitué à
» employer des burins aiguisés et courbés en
» différentes manières et bien trempés. Je
» coupe la dent jusqu'où je présume qu'il est
» nécessaire ; je ménage tant que je le peux la
» table émaillée antérieure, j'enlève toute la
» carie en arrière, et l'opération est certaine par
» ce *nouveau procédé.* »

Ce moyen est ingénieux ; celui que j'emploie particulièrement consiste en des limes *cintrées*, ce qui me donne la facilité d'enlever une plus grande partie de la carie à la face postérieure des dents, sans toucher la partie antérieure de l'émail, que pour faire une séparation d'une demi-ligne.

Du limer des dents.

On lime assez souvent les dents pour leur donner un ensemble agréable ; mais en même temps on retire de cette opération des avantages qui jusqu'ici ne me paraissent pas avoir été suffisamment appréciés ; cette opération est, selon moi, le sauveur d'un très-grand nombre de dents.

En effet, par cette opération nous prévenons ou nous empêchons les progrès de la carie des dents; en raccourcissant celles qui sont trop longues, nous les mettons à l'abri de l'ébranlement et nous les conservons à la personne pendant un beaucoup plus grand nombre d'années.

Je pourrais fournir à l'appui de ce que j'avance ici une foule d'observations ; mais je crois qu'un simple énoncé de cette opération suffira à tous ceux qui n'ont pas l'esprit prévenu. Les petites et grosses molaires, plus sujettes encore à se carier que les précédentes, doivent attirer plus particulièrement notre attention : lorsqu'elles ne sont point douloureuses, ou qu'on ne peut pas plomber (1) leur carie, il faut les limer de

---

(1) L'ingénieux procédé du docteur Régnart, pour plomber les dents, met aujourd'hui les Dentistes à même d'en plomber un beaucoup plus grand nombre qu'on ne le faisait autrefois. Le mastic métallique dont il se sert, a, sur les autres moyens connus, plusieurs avantages marqués, parmi lesquels on doit noter l'exactitude avec laquelle l'opération se fait, la solidité, la durée du métal, et la promptitude de l'opération.

Comme cet habile Dentiste, j'emploie exclusivement ce métal, pour plomber les dents cariées. On peut consulter à ce sujet le mémoire qu'il publia en 1818, dans lequel il donne la composition de son procédé,

manière à ce qu'elles ne soient plus un réceptacle pour la salive, qui, par un séjour prolongé, se décompose, entre en putréfaction, ramollit la partie de la dent qu'elle touche, et finit même par la détruire entièrement.

J'ai pour habitude de raccourcir autant que je le peux les dents incisives, canines ou petites molaires, qui sont déchaussées ou chancelantes, et qu'aucune liqueur ne pourrait entièrement raffermir; alors étant plus courtes, elles sont moins sujettes à être ébranlées par celles de la mâchoire opposée, et peuvent même finir par se consolider dans leur alvéole.

J'en citerai un exemple. M. le chevalier de Navières, médecin, m'adressa, il y a trois ans, M. le comte N....., russe, pour soigner sa bouche. Il était âgé d'environ 48 à 50 ans, et avait les dents incisives et canines de la mâchoire inférieure déchaussées de cinq lignes au moins, et tellement chancelantes, qu'avec une légère pression du doigt on aurait pu les faire tomber toutes ensemble.

Je commençai par enlever le tartre autant que possible, j'attachai ensuite ces dents avec un cordonnet en soie, aux dents voisines, pour les fixer momentanément. Cette disposition faite, j'établis, avec la lime, une rainure horizontale jusqu'à l'endroit où j'avais intention de raccourcir les dents, puis avec des pinces je les coupai une à une, à la rainure; j'égalisai ensuite ces dents avec la lime, défis la première ligature, et en remis une seconde.

Je recommandai au malade de rincer sa bouche, et de brosser légèrement ses gencives et ses dents plusieurs fois par jour, avec parties égales de teinture de *ratania*, de *quinquina* et d'*eau vulnéraire*, légèrement étendues d'eau. Un mois après l'usage de ce remède, ses gencives et ses dents ont été raffermies. Depuis cette époque ses dents sont très-solides.

Lorsque les dents incisives ou canines sont plus longues qu'à l'ordinaire, et qu'elles menacent de s'ébranler chez des personnes qui ont passé la cinquantaine, je les engage volontiers à les faire raccourcir autant que possible.

Nouvelles Ligatures.

Depuis un an je me sers pour ligature, non de pite ou crin de Florence, mais d'un nouveau *cordonnet*, connu dans le commerce sous le nom de *racine chinoise*. Je crois qu'il n'y a pas long-temps qu'il est en usage à Paris; il est diaphane comme le crin, et pour cette raison moins distingué sur les dents que la soie écrue; il n'est pas putrescible comme cette dernière, et dure plus long-temps.

PHARMACIE PHILODONTIQUE.

D'après l'exemple de M. Ricci, pharmacien, dentiste de S. M. l'Empereur de Russie, j'ai composé une pharmacie qui se borne à cinq articles, savoir : un Opiat, et une Poudre que j'ai perfectionnée sur la sienne; une Liqueur semblable à celle qu'il appelait *Liqueur odontalgique* ou *Bonne eau*; un Elixir propre à guérir plusieurs maladies de la bouche, dont la composition m'a été remise en Angleterre, et des Gouttes calmantes.

Ne publiant pas mes compositions, j'offre d'en donner les recettes à mes collègues. Je ne veux pas qu'elles soient un moyen de spéculation pour des personnes étrangères à l'art, et qui ne manqueraient pas de les dénaturer pour gagner davantage.

FIN.

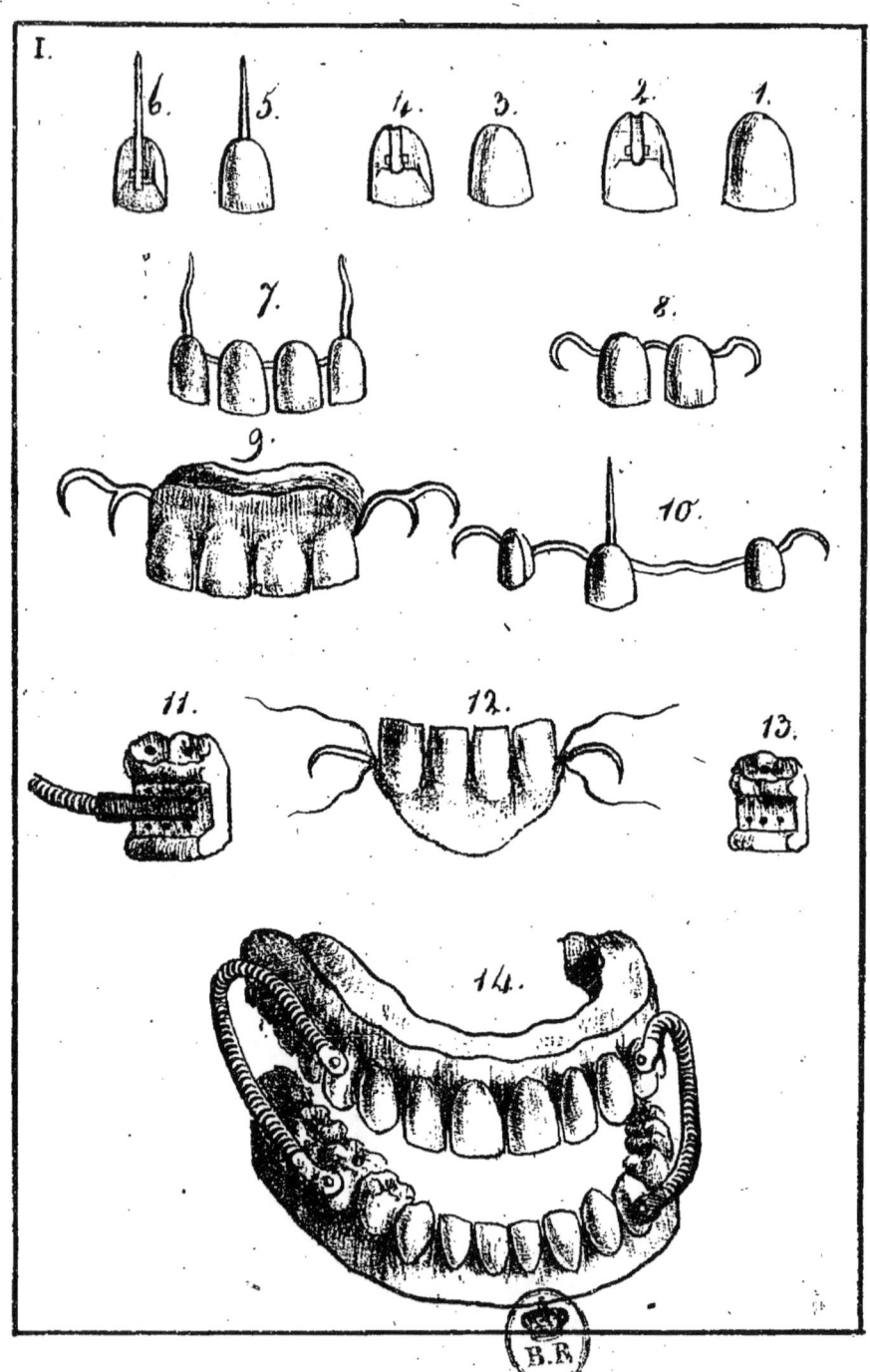

EXPLICATION
DE LA PREMIÈRE PLANCHE.

1. Grande incisive, vue par sa face antérieure.
2. Incisive, vue par sa face postérieure.
3. Incisive taillée, vue par sa face antérieure.
4. Incisive, vue par sa face postérieure.
5. Incisive soudée à un pivot.
6. Incisive soudée à un pivot, et vue par sa face postérieure.
7. Quatre incisives soudées à un bandeau et à deux pivots.
8. Deux incisives soudées à un bandeau, dont les extrémités en or forment des crochets à ressort.
9. Quatre incisives supérieures montées sur plaque, avec imitation de gencives, et ayant deux crochets de chaque côté, qui doivent embrasser le collet des dents voisines.
10. Pièce de trois dents montée à brèche, ayant deux crochets et un pivot.
11. Grosse molaire pour ratelier, percée de neuf trous et portant une partie de son ressort.
12. Quatre incisives de la mâchoire inférieure, avec imitation des gencives, crochets en or et ligatures.
13. Molaire à six trous, pour ratelier.
14. Ratelier complet, monté avec ses ressorts et tel qu'il doit être posé.

EXPLICATION

DE LA DEUXIÈME PLANCHE.

1. Tige de la clé de Garangeot, avec un crochet et la vis.
2. Manche de la clé, vu dans toute sa longueur.
3. Portion de tige de la clé, représentant la largeur de la face qui entre dans le manche.
4. Moyen crochet.
5. Grand crochet.
6. Bascule retenant la tige de la clé dans le manche.
7. Ressort donnant un mouvement précis à la bascule.
8. Tourne-vis incrusté dans le manche de la clé.

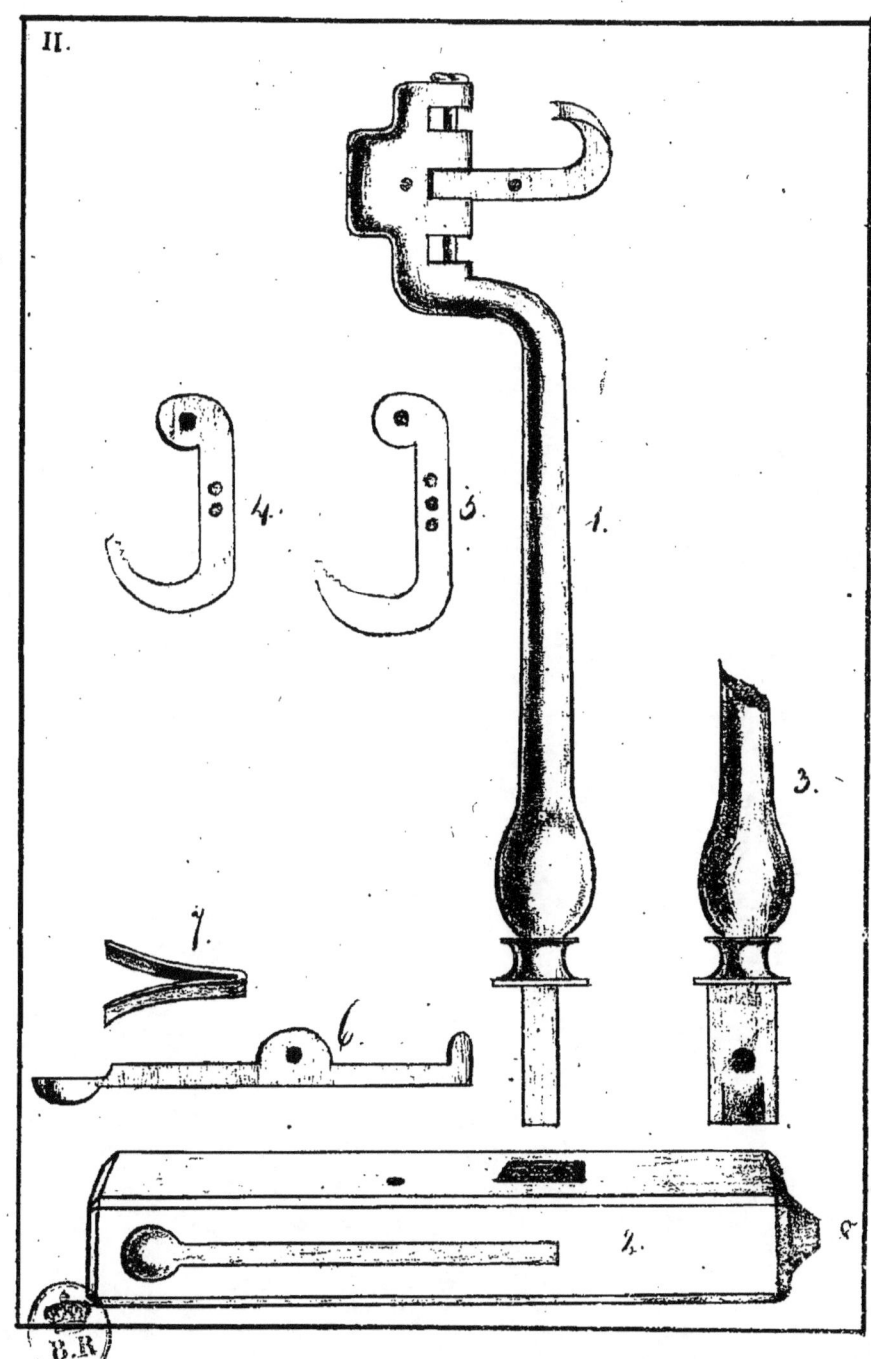

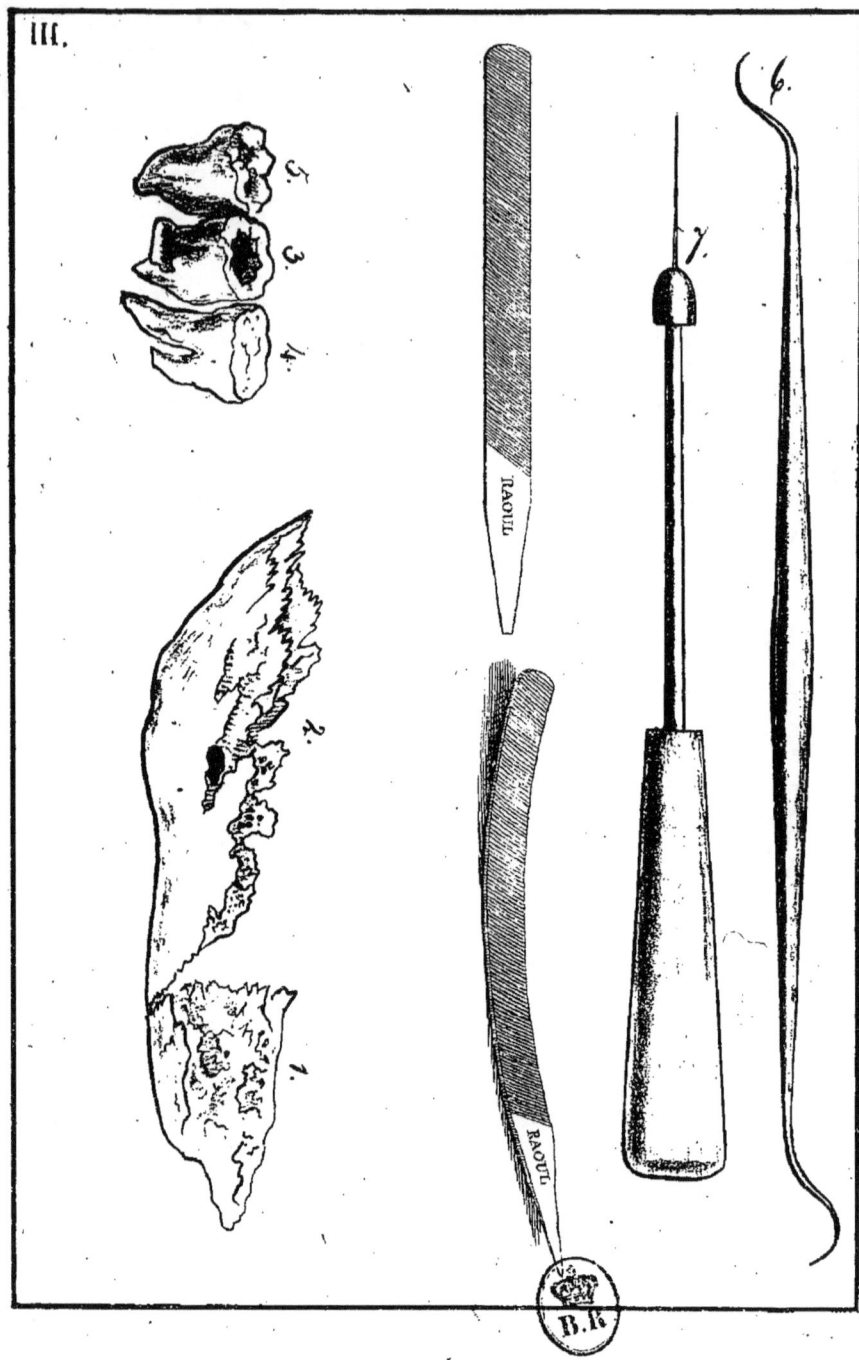

EXPLICATION

DE LA TROISIÈME PLANCHE.

1 et 2. Portions de sequestres de la mâchoire inférieure, détaillés pages 39.

3, 4 et 5. Grosses molaires du sequestre 2. (*Voyez* pages 39.)

6. Sonde de Ricci.

7. Stylet pour détruire, à la première application, le nerf d'une racine qui doit porter une dent à pivot.

8. Lime cintrée vue de face.

9. Même lime figurant le cintre.

EXPLICATION

DE LA QUATRIÈME PLANCHE.

1. Nouveau porte-foret monté.

2 et 3. Ses deux bandes de cuivre, l'une supérieure et l'autre inférieure.

4. Cordonnet de soie communiquant le mouvement de rotation aux poulies.

6. Support taraudé pour fixer les deux bandes de cuivre au moyen d'une vis.

7. Coussinet mu par une vis qui traverse le manche.

8. Coussinet fixe, traversé par la vis retenue à son collet par une goupille.

9. Foret.

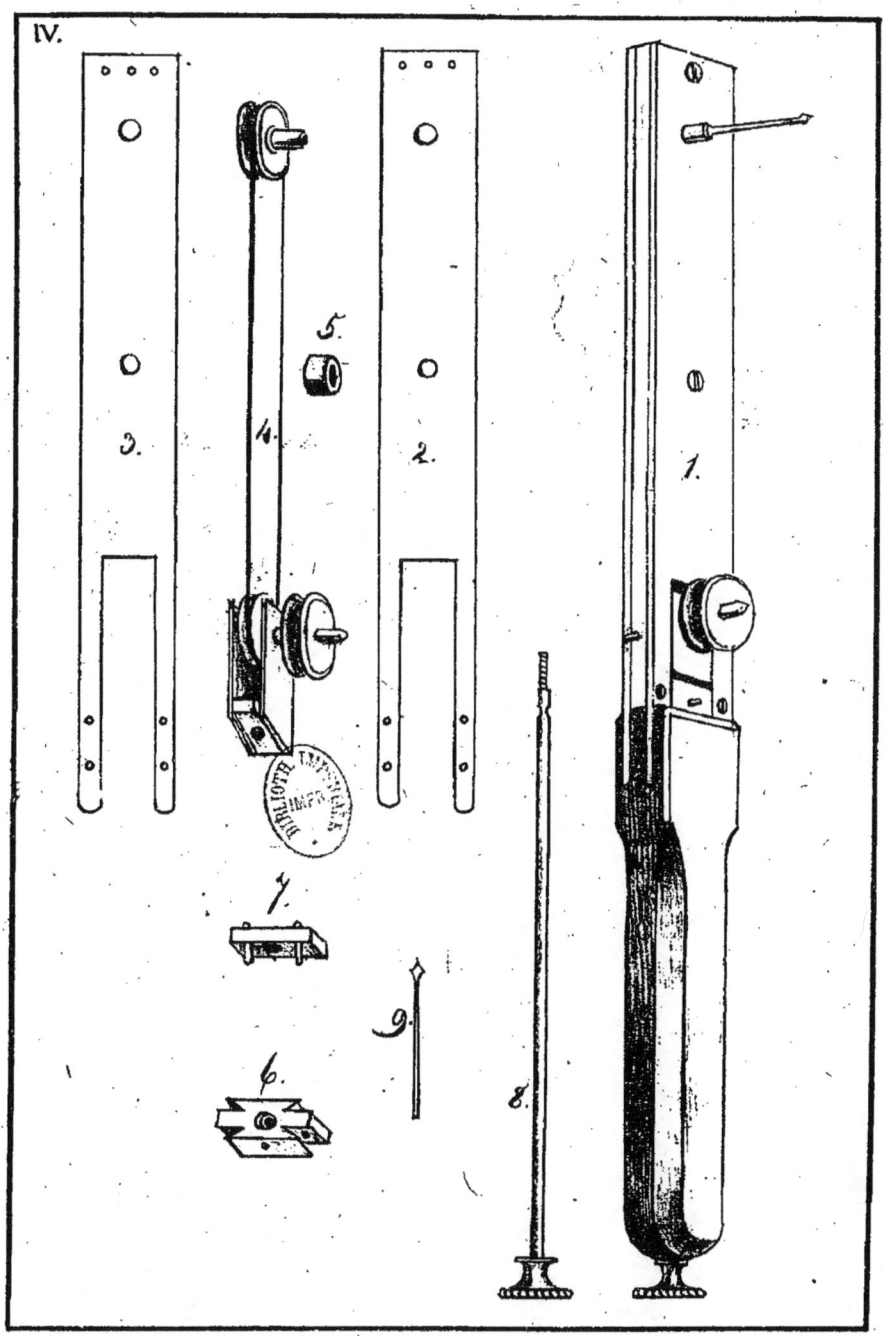

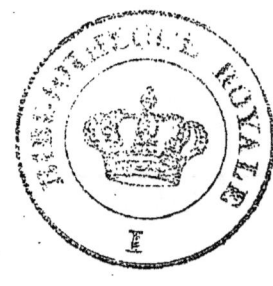

www.ingramcontent.com/pod-product-compliance
Lightning Source LLC
LaVergne TN
LVHW021727080426
835510LV00010B/1165